Comprendre le pouvoir du sommeil

En quoi mieux dormir peut changer votre vie ?

Anne Pelland

Clause de non-responsabilité

Table des matières

Dormir - Comprendre les bases du sommeil

Selon la National Sleep Foundation (NSF), le sommeil est essentiel à la santé et au bien-être d'une personne. Le sommeil est aussi important que la nourriture et l'air. C'est une fonction nécessaire pour soutenir toute la vie humaine, la croissance, le développement et les fonctions cérébrales. Le sommeil garde votre esprit alerte et calme. Il vous aide à avoir une qualité de vie optimale. Si vous vous réveillez fatigué après avoir dormi pendant huit heures ou plus, vous n'avez pas besoin de plus de sommeil. Ce qu'il vous faut, c'est une meilleure qualité de sommeil plutôt que de dormir encore. Le sommeil profond est le type de sommeil le plus important dont notre corps a besoin.

Qu'est-ce que le sommeil ?

Le sommeil a longtemps été considéré comme une simple période où l'on n'est pas réveillé. Mais les études sur le sommeil effectuées au cours des dernières décennies ont découvert que le sommeil comporte des stades distincts qui se succèdent tout au long de la nuit. Votre cerveau reste actif tout au long du sommeil, mais différentes choses se produisent à chaque étape.

D'un point de vue médical, le sommeil peut être compris comme un état de l'esprit dont les niveaux de conscience sont réduits, impliquant une inactivité temporaire de presque tous les muscles volontaires et une suspension relative de l'activité sensorielle et non motrice. En termes simples, le sommeil est un état physique et mental impermanent de l'esprit au cours duquel les sens ne détectent plus la plupart des stimuli externes, et l'individu cesse de répondre à l'environnement.

Quelle quantité de sommeil est suffisante ?

Les besoins de sommeil varient d'une personne à l'autre. Ces besoins varient tout au long du cycle de vie. La plupart des adultes ont besoin de 7 à 8 heures de sommeil par nuit. Les nouveau-nés dorment entre

16 et 18 heures par jour. Les enfants en âge d'aller à la maternelle dorment entre 10 et 12 heures par jour. Cependant, certaines personnes ne présentent pas de somnolence ou d'assoupissements avec seulement six heures de sommeil. D'autres ne peuvent pas être à leur meilleur niveau sans avoir dormi dix heures.

Certaines personnes croient que les adultes ont besoin de moins de sommeil en vieillissant. Mais rien ne prouve que les personnes âgées puissent se débrouiller avec moins de sommeil que les plus jeunes. Les personnes âgées se réveillent aussi plus facilement.

Les recherches suggèrent que beaucoup de personnes sont assurées d'être en forme après six ou sept heures de sommeil. Le test d'acidité pour un sommeil suffisant consiste à savoir si vous êtes plutôt fatigué ou énergique tout au long de la journée. Si vous êtes vif, votre sommeil est probablement suffisant. Mais le sommeil est plus important que vous ne le pensez.

Il existe différents types de "périodes de sommeil" en fonction de l'intensité et de la manifestation des critères de sommeil. La capacité de la personne à "s'éveiller", ou à sortir de l'état d'inactivité partielle transitoire de l'esprit dépend de plusieurs facteurs, et ces facteurs varient d'une personne à l'autre. Même s'il ne peut être prouvé de façon concluante, les experts médicaux croient que le but fondamental du sommeil est de créer un état d'inertie dans le corps humain. Pendant cette période, le corps peut se réparer et réguler le métabolisme pour améliorer son fonctionnement. L'état d'inertie aide à économiser l'énergie qui est utilisée pour le processus de rajeunissement.

La théorie de la réparation

Selon cette théorie, pendant la période "éveillée", le corps réagirait physiquement et mentalement aux diverses activités associées à nos activités quotidiennes qui demandent de grandes quantités d'énergie. L'énergie utilisée est puisée dans les réserves qui sont stockées dans diverses parties du corps. Les opérations de régénération et de réparation du corps peuvent se dérouler efficacement lorsque le corps est en état de repos, c'est-à-dire lorsqu'aucune énergie supplémentaire n'est utilisée pour des processus ou des activités physiques. La période de sommeil garantit une utilisation optimale de toutes les ressources de l'organisme pour le maintien et l'entretien des divers processus métaboliques qui se produisent dans notre corps et qui nous maintiennent en vie.

La théorie adaptative

D'après cette théorie, le sommeil serait un processus d'évolution naturel auquel les êtres humains et les animaux se sont adaptés pour survivre. Le sommeil aide à préserver l'énergie et prévient l'exposition aux dangers et aux prédateurs.

Comment fonctionne le "sommeil" ?

En ce qui concerne le processus du sommeil, les scientifiques pensent que notre métabolisme en possède deux :

- Le système veille-sommeil

- L'horloge biologique circadienne ou rythme circadien qui régule notre sommeil.

Les deux processus fonctionnent en tandem et créent le "cycle du sommeil", ce qui fait que nous avons tendance à avoir sommeil la nuit et à rester éveillés pendant la journée. Ces processus régulent notre cycle de sommeil, que les scientifiques considèrent comme essentiel à la réparation et à l'entretien du corps. L'horloge biologique circadienne peut être définie comme un mécanisme de 24 heures pendant lequel le rythme du corps est affecté par la lumière du soleil. La présence et l'absence de lumière du soleil contrôlent la sécrétion de certaines hormones essentielles dans l'organisme. L'hormone appelée mélatonine (N-acétyl-S-méthoxytryptamine) est sécrétée en l'absence de soleil, généralement la nuit. Elle est principalement responsable de la régulation de la température du corps. Le cycle doit être en accord avec l'état physique de l'individu et le fonctionnement métabolique du corps.

Le rythme circadien ou "cycle du sommeil"

Un rythme circadien est un cycle d'environ 24 heures associé aux processus biochimiques, physiologiques et/ou comportementaux. Le terme "circadien" est dérivé du mot latin "circa" qui signifie "autour", et "diem" ou "dies" qui signifie "jour". Par conséquent, le terme signifie littéralement cycle qui dure "environ un jour". Le rythme est généré par une activité métabolique qui fonctionne comme une horloge interne. Cette activité est synchronisée avec les cycles "jour-nuit" ainsi qu'avec les changements qui se produisent dans l'environnement de l'individu.

Le sommeil et les stades

Le processus du sommeil se compose de deux étapes principales qui se répètent en un cycle de 90 à 110 minutes pendant toute la durée du sommeil. Les deux étapes sont :

• REM (Mouvements oculaires rapides)

• Non-REM (Non - Mouvements oculaires rapides, qui est d'ailleurs classé en quatre sous-étapes)

Sommeil REM

Le stade REM (Mouvements oculaires rapides) du sommeil est caractérisé par un mouvement rapide des yeux, en plus d'un faible tonus musculaire, et/ou une paralysie partielle de tous les muscles volontaires. Chez l'homme, ce type de sommeil occupe entre 20 % et 25 % de la durée totale du sommeil, qui est d'environ 90 à 120 minutes. Typiquement, environ quatre à cinq cycles se produisent pendant le sommeil paradoxal normal. La durée du cycle est courte au début du sommeil et commence à s'étendre vers la fin. La durée exacte du sommeil paradoxal nécessaire ne peut être déterminée car le cycle de sommeil varie d'une personne à l'autre en fonction des besoins métaboliques de l'organisme. Dans le cas des nouveau-nés, le stade REM représente environ 80 % du temps total de sommeil. Le sommeil paradoxal est également affecté par le processus de vieillissement. Pendant la phase REM, aucune onde cérébrale dominante n'est émise d'après les résultats du polysomnogramme.

Généralement, le premier cycle REM commence environ 70 à 90 minutes après le début du sommeil, c'est-à-dire après s'être endormi. Pendant la phase REM, même si le sujet ne réagit pas à de forts stimuli externes, le cerveau reste actif. D'après les tests polysomnographiques, le degré d'activité est nettement supérieur à celui de la phase "éveillé". La phase REM est également associée au phénomène du "rêve". Lorsque cette phase survient, la fréquence du REM, c'est-à-dire le mouvement des yeux, augmente considérablement. Typiquement, selon l'intensité de l'activité onirique, la tension artérielle est également affectée et peut augmenter légèrement ou significativement.

Sommeil non-REM

Le stade du sommeil non-REM se caractérise par une absence de mouvements oculaires rapides, une diminution du métabolisme, une baisse des fréquences cardiaque et respiratoire, et généralement, une forte diminution ou une absence presque totale d'activité onirique. Contrairement au stade REM, les muscles volontaires ne connaissent pas de paralysie partielle à ce stade. Le stade non-REM est composé de quatre sous-étapes - le stade 1 associé à l'endormissement, le stade 2 au sommeil léger et les stades 3 et 4 au sommeil profond. Chez les adultes humains, le sommeil non-REM représente environ 75 à 80 % du temps de sommeil total. Les étapes sont les suivantes :

Stade 1 : Endormissement

Pendant le stade "éveillé", le cerveau émet des ondes alpha d'une fréquence comprise entre 8 et 13 Hz. Au début de la première phase du sommeil non-REM, le cerveau subit une transition graduelle au cours de laquelle l'intensité des ondes émises commence à diminuer et atteint 4 à 7 Hz. Elles sont caractérisées par les ondes thêta. Cette étape peut impliquer des mouvements lents des yeux, des contractions et même des "secousses hypniques", communément appelées "début du sommeil" ou "début de la nuit". Pendant cette période, le sujet peut réveiller soudainement juste au moment où il est sur le point de s'endormir. Les muscles volontaires et les activités métaboliques commencent à ralentir. L'individu peut être facilement réveillé pendant cette phase du sommeil.

Stade 2 : Sommeil léger

Généralement dans les 10 à 15 minutes qui suivent la première phase d'endormissement, survient la deuxième phase de sommeil léger, qui dure environ 20 à 25 minutes. Cette deuxième phase du sommeil non-REM se caractérise par des "fuseaux de sommeil" dont l'amplitude varie entre 11 à 16 Hz et pendant lesquels le cerveau inhibe divers processus pour maintenir le sujet dans un état tranquille, et par le complexe K qui supprime l'excitation corticale pour empêcher tout stimulus externe de signaler un danger et favoriser la consolidation de la mémoire durant le sommeil. Pendant cette phase, aucun mouvement des yeux n'a lieu et le rythme respiratoire, ainsi que le rythme cardiaque, ralentissent. Cette étape représente environ 45 % à 55 % de l'ensemble du sommeil chez les adultes.

Stades 3 et 4 : Sommeil profond

Pendant le troisième stade du sommeil non-REM, le cerveau commence à émettre des ondes delta de grande amplitude (75 isV) et de basse fréquence (0,5 à 2 Hz). La respiration et le rythme cardiaque sont à leur plus bas. Les parasomnies - une catégorie de troubles du sommeil associés à des mouvements corporels anormaux et non naturels, à un comportement inhabituel, à des émotions incontrôlées et à des sensations anormales, se produisent généralement pendant cette étape. Les troubles du sommeil tels que les terreurs nocturnes, le somnambulisme, l'énurésie nocturne (incontinence urinaire) et la somniloquie (parler à voix haute dans son sommeil) sont également associés à ce stade. Le quatrième stade du sommeil non-REM est associé à une respiration rythmée et à une activité musculaire restreinte.

Les rêves

D'un point de vue scientifique, il n'existe pas de définition précise du "rêve". Un rêve peut être interprété comme une succession d'images, de sons et d'émotions que l'esprit humain ressent pendant le sommeil. Le but fondamental et la manifestation du phénomène de rêve ne sont pas encore clairement compris, et les scientifiques ont plusieurs hypothèses qui tentent d'expliquer le processus. Cependant, il est communément admis parmi les scientifiques que les rêves sont essentiellement le résultat de certaines activités psychologiques, ou neuropsychologiques se produisant dans une certaine partie du cerveau. Les rêves sont associés à l'aspect psychologique du cerveau - la partie non-tangible (esprit), et non la partie tangible (cerveau). Il est important de faire la différence entre les deux. Au cours de la vie, on estime qu'un être humain passe environ six ans à rêver, ce qui représente plus ou moins deux heures par jour en moyenne si l'on considère la durée de vie moyenne d'une personne. On ne sait toujours pas exactement comment et pourquoi les rêves prennent naissance, ni si une seule ou plusieurs parties du cerveau sont impliquées.

La différence entre les rêves de sommeil REM et Non-REM

Il existe une différence subtile entre les rêves qui se produisent pendant les stades du sommeil REM et du Non-REM. Les rêves survenant au stade Non-REM sont brefs et fragmentaires, ils n'ont pas d'empreinte durable sur l'individu, et ils sont facilement oubliés. À ce moment particulier, l'individu aura moins de chances d'expérimenter des images visuelles claires et lucides résultant du processus de rêve. Pendant le stade du rêve REM, une partie du cerveau appelée "pons" interrompt tous les signaux chimiques associés au fonctionnement des muscles volontaires de la moelle épinière. Cela provoque une paralysie temporaire, et le corps devient incapable de tout mouvement volontaire. Le signal de sommeil paradoxal provient du pons. Il s'agit d'un mécanisme de défense naturel qui empêche la personne de se faire du mal pendant le sommeil, d'autant plus que les rêves qui se produisent pendant la phase REM du sommeil peuvent sembler très réalistes et peuvent amener le sujet à réagir physiquement suivant le scénario particulier du rêve. Il semblerait que le pons sécrète de l'acétylcholine, un composé chimique qui agit comme neurotransmetteur. Pendant la phase REM, elle est transmise à différentes parties du cerveau antérieur provoquant une activation cholinergique dans les zones des tissus affectés. C'est ce qui provoque le phénomène du "rêve".

Le rythme biologique

La majeure partie de notre comportement suit des rythmes réguliers. Les rythmes quotidiens dans la conduite et les processus physiologiques se retrouvent dans tout le monde végétal et animal. Nous suivons un certain nombre de cycles naturels qui font partie de notre vie quotidienne. Certains d'entre eux fonctionnent sur plusieurs semaines, comme le cycle menstruel humain, alors que d'autres sont beaucoup plus rapides, comme les cycles impliqués dans la digestion et l'alimentation. Certains rythmes, appelés rythmes circadiens, sont basés sur les 24 heures d'une journée. Le rythme circadien le plus évident est sans-doute le cycle veille-sommeil que nous alternons tout au long de la vie. Entre les périodes de veille et les périodes de sommeil, les êtres humains, pour la plupart, ont tendance à être éveillés pendant le jour et à dormir la nuit – ils ressemblent aux animaux diurnes. Certains animaux sont éveillés la nuit et dorment le jour, ils sont appelés animaux nocturnes.

Les rythmes du sommeil

Les recherches sur le sommeil humain sont généralement menées dans un centre du sommeil. Ces laboratoires sont équipés de machines permettant de prendre des mesures électrophysiologiques. Les électrodes placées sur le cuir chevelu surveillent l'électroencéphalogramme (EEG), celles qui sont branchées à la chaîne surveillent l'activité musculaire, qui est enregistrée sous forme d'électromyogramme (EMG), et celles branchées autour des yeux surveillent les mouvements oculaires, enregistrés comme électro-oculogramme (EOG). En complément, d'autres électrodes peuvent être utilisées pour surveiller des mesures autonomes telles que la fréquence cardiaque de l'électrocardiogramme - EKG ou ECG, l'éthogramme de respiration-ESC et de la conductance cutanée (ou réponse galvanique de la peau RGP).

Pendant l'éveil, l'EEG d'une personne normale présente deux modèles d'activité de base : l'activité alpha et l'activité bêta. L'activité alpha consiste en des ondes régulières de moyennes fréquences de 8-12 Hz. Le cerveau produit cette activité lorsqu'une personne se repose, n'est pas particulièrement agitée ou excitée et n'est pas engagée dans une activité mentale intense. Les ondes alpha se produisent le plus souvent lorsque les yeux sont fermés. L'activité bêta est constituée d'ondes irrégulières, principalement de faible amplitude, de 13-30Hz. Cette activité se produit lorsqu'une personne est alerte et attentive à un événement de son environnement ou qu'elle réfléchit.

Au cours de la nuit, une personne normale répète plusieurs fois les quatre stades (ou niveaux) de sommeil différent. Elle passe du niveau de sommeil le plus élevé au niveau le plus bas, puis de nouveau au plus élevé. Vers la fin de la nuit, les cycles de sommeil deviennent moins profonds et la personne est susceptible de se réveiller plus facilement. Ces changements dans le modèle d'EEG reflètent la profondeur du sommeil de la personne.

Stade 1 : Le sommeil est marqué par la présence d'une certaine activité thêta (3.5- 7.5Hz). Son niveau est en fait une transition entre le sommeil et l'éveil. Elle dure une dizaine de minutes. C'est le niveau de sommeil le plus léger dont on peut très facilement se réveiller. La respiration est irrégulière et les muscles commencent à se détendre lorsque la personne passe au stade suivant.

Stade 2 : L'EEG, à ce stade, est généralement irrégulier mais contient des périodes d'activité thêta, des fuseaux de sommeil et des complexes K. Les fuseaux de sommeil sont de courtes ondes en rafale d'environ 12-14 Hz qui se produisent entre deux et cinq fois pendant les stades 1 à 4 du sommeil. Ils représentent vraisemblablement l'activité d'un mécanisme qui diminue la sensibilité du cerveau aux entrées sensorielles et maintient ainsi la personne endormie. Le sommeil des personnes âgées contient moins de fuseaux de sommeil et s'accompagne généralement de plus de réveils pendant la nuit. Les complexes K sont des ondes soudaines de forme pointue, qui, contrairement aux fuseaux de sommeil, ne se retrouvent généralement que pendant le sommeil de stade 2. Ils se produisent spontanément au rythme d'environ une onde par minute mais sont souvent déclenchés par le bruit. Ils représentent les mécanismes impliqués pour maintenir une personne endormie. Le sommeil de stade 2 dure environ 15 minutes et c'est un niveau de sommeil un peu plus profond. Les personnes réveillées pendant ce stade de sommeil n'admettront pas qu'elles étaient en train de dormir.

Stade 3 : Le sommeil est marqué par l'apparition d'une activité delta d'amplitude élevée (inférieure à 3,5 Hz). Il s'agit d'une transition du sommeil léger des stades 1 et 2 vers un sommeil profond. La distinction entre l'étape 3 et l'étape 4 n'est pas nette ; l'étape 3 contient 20 à 50 % d'activité delta et l'étape 4 en contient plus de 50%. La phase 3 du sommeil dure environ 20 minutes.

Stade 4 : Le sommeil profond est le niveau de sommeil le plus fort, duquel il est difficile de réveiller un dormeur. Il se caractérise également par une activité delta (EEG inférieure à 2,5 Hz) et cela prend généralement plus d'une demi-heure pour atteindre ce niveau de sommeil. Environ 90 minutes après le début du sommeil (et environ 45 minutes après le début du sommeil de stade 4), un certain nombre de mesures physiologiques seront brusquement modifiées. L'enregistrement EEG devient désynchronisé, c'est-à-dire irrégulier, et parsemé d'ondes thêta. Il est très similaire à l'enregistrement obtenu lors du sommeil de stade 1. L'EOG enregistrera que les yeux se déplacent rapidement d'avant en arrière en bas des yeux. Quant à l'EMG, il devient silencieux en raison d'une perte profonde de tonus musculaire. Ainsi, à part quelques contractions musculaires occasionnelles, la personne est en fait paralysée pendant cette période. Ce type de sommeil est habituellement appelé sommeil REM (Rapid Eye Movement) ou sommeil à mouvements oculaires rapides (MOR). On l'appelle aussi sommeil paradoxal en raison de la présence d'une activité bêta. C'est ce que l'on observe habituellement pendant l'éveil ou la phase de sommeil.

Les enfants et le sommeil

Il est important d'avoir des habitudes de sommeil saines à tout âge. Toutefois, lorsqu'il s'agit d'enfants, leur inculquer les bonnes habitudes dès le départ peut leur éviter et vous éviter une multitude de problèmes à venir. Le sommeil est d'une importance capitale pour tous, mais il l'est particulièrement pour les bébés et les enfants en pleine croissance. S'assurer que vos enfants obtiennent le sommeil dont ils ont besoin est une partie extrêmement importante de leur éducation.

Le sommeil est l'une des activités les plus importantes et les plus agréables de la vie humaine. Le fait de se réveiller en se sentant revigoré rend la journée beaucoup plus agréable. C'est vital pour notre santé mentale, émotionnelle et physique. Les rythmes circadiens sont régulés par la lumière et l'obscurité, cependant, ces rythmes prennent du temps à se développer. Habituellement, dès l'âge de six semaines, les bébés commencent à développer ces cycles de veille-sommeil.

Il a été démontré qu'à l'âge de deux ans, la plupart des enfants ont finalement passé plus de temps endormis que réveillés. Ils passeront environ quarante pour cent de leur enfance endormis. Les bébés eux passent environ cinquante pour cent de leur temps dans chacun des états de sommeil REM et non REM. Vers l'âge de six mois, le sommeil paradoxal représente environ trente pour cent de leur sommeil.

Les nouveau-nés dorment en moyenne entre 10 et 18 heures par jour. Ces périodes de sommeil peuvent varier de quelques secondes à plusieurs heures à la fois. Le sommeil des nouveau-nés est entrecoupé par leur besoin d'être changés, soignés et nourris. Mais même à ce stade précoce, il est essentiel de développer de bonnes habitudes de sommeil.

Il faut coucher les bébés pendant qu'ils ont sommeil plutôt qu'une fois qu'ils sont endormis. De cette façon, les experts disent qu'ils apprendront à mieux s'endormir par eux-mêmes. En tant que parent, il est très important de savoir détecter les signaux de fatigue de votre bébé.

Certains bébés se frottent les yeux, tandis que d'autres peuvent s'agiter ou pleurer. Ces signaux vous indiqueront qu'ils devraient être prêts pour une sieste. L'important est de les aider à s'habituer aux rythmes circadiens en les gardant plus éveillés pendant la journée avec de la lumière et du bruit et en rendant la nuit sombre et tranquille. Cela peut aider à favoriser le sommeil nocturne.

Pour les nourrissons de 3 à 11 mois, les tétées nocturnes peuvent devenir de moins en moins nécessaires. À 9 mois, soixante-dix-huit pour cent des nourrissons seront capables de dormir toute la nuit. Les siestes deviendront également moins fréquentes tout au long de la journée. L'établissement d'horaires réguliers de jour et de nuit facilitera la transition et la cohérence de ces routines. Rendre l'environnement de sommeil aussi chaleureux que possible pour le nourrisson contribuera beaucoup à l'amélioration de son sommeil également.

Entre un et trois ans, les enfants ont besoin d'environ 12 à 14 heures de sommeil par jour. Une sieste d'environ une à trois heures par jour pour les enfants âgés de 18 mois ou plus est acceptable, mais elle ne devrait pas avoir lieu trop près de l'heure du coucher. De nombreux enfants en bas âge éprouvent des troubles du sommeil à ce stade, y compris l'anxiété de séparation, les peurs nocturnes et le fait de se lever du lit dans le cadre de leur nouvelle autonomie. Voici quelques conseils pour vous aider à régler ces problèmes : faire en sorte que l'environnement de la chambre à coucher soit le même tous les soirs, y compris l'heure du coucher, fixer des limites cohérentes et encourager l'utilisation d'un objet pour l'apaiser, qu'il s'agisse d'une couverture ou d'une peluche.

Une fois que votre enfant atteint l'âge préscolaire, de 3 à 5 ans, il a généralement besoin de 11 à 13 heures par nuit. Les enfants à ce stade peuvent encore éprouver des craintes nocturnes et peuvent donc avoir des difficultés à dormir.

Les mêmes principes s'appliquent ici aussi. La régularité, l'environnement chaleureux et le sentiment de sécurité sont autant d'éléments qui vous aident à instaurer de bonnes habitudes. Plus votre enfant sera grand, plus vous serez en mesure d'expliquer en détail l'importance du sommeil et des horaires de sommeil réguliers pour sa santé et son bien-être.

Une fois qu'un enfant atteint l'âge de la pré-puberté, la télévision, les jeux vidéo, Internet et d'autres médias, ainsi que les boissons caféinées, peuvent tous entraîner des troubles du sommeil. Assurez-vous qu'un environnement calme, frais et sombre est disponible, et que l'utilisation de la télévision et des autres médias de ce type sont limités surtout avant d'aller au lit, ce qui aidera votre enfant à mieux se reposer la nuit.

Les adolescents ont besoin de beaucoup plus de sommeil que les adultes. Avec l'âge, nous avons de moins en moins besoin de sommeil. Selon l'American Sleep Disorders Association (l'association Américaine des troubles du sommeil), les adolescents ont besoin en moyenne de neuf heures et demie de sommeil par nuit. Plus intéressant encore, les chercheurs ont découvert que les adolescents ont besoin d'environ deux heures de sommeil de plus par nuit que leurs frères et sœurs de huit à dix ans. Ceci contredit pourtant la façon dont les parents organisent habituellement les rythmes de sommeil. Souvent, les parents permettent à leurs adolescents de rester éveillés plus tard que leurs jeunes frères et sœurs.

En raison de la vitesse de croissance et des changements hormonaux qui se produisent chez les adolescents, il leur faut plus de sommeil. Un manque de sommeil à ce stade peut avoir divers effets néfastes. Les mauvais résultats scolaires et les changements d'humeur peuvent n'être que quelques-unes des conséquences les plus immédiates.

Les accidents de voiture et la dépression peuvent également être dus à de mauvaises habitudes de sommeil.

Pour savoir si votre adolescent ne dort pas assez, vous pouvez vérifier s'il présente certains symptômes courants. Votre adolescent a-t-il des difficultés à se lever le matin ? Est-il irritable l'après-midi ? Votre adolescent s'endort pendant la journée ou trop souvent le week-end ? Se réveille-t-il la nuit et a-t-il des difficultés à se rendormir ? Si vous avez répondu oui à certaines de ces questions, il se peut que votre adolescent ne dorme pas assez. Assurez-vous de suivre certaines recommandations énoncées ci-dessus et/ou parlez-en à votre professionnel de santé pour savoir comment instaurer de meilleurs rythmes de sommeil.

En suivant ces indications dès le départ, vous aurez de meilleures chances de prévenir de possibles troubles du sommeil. Les bonnes habitudes de sommeil sont à prendre très jeune. Si vous commencez à peine, n'oubliez pas les suggestions ci-dessus. Il faut apprendre à vos adolescents à trouver des rythmes de sommeil sains. Parlez avec votre enfant des bienfaits du sommeil, et vous l'aiderez à comprendre pourquoi vous appliquez peut-être certaines règles qui ne leur plaisent pas. Par exemple, si vous expliquez à votre enfant que l'utilisation des écrans avant le coucher peut avoir des conséquences négatives sur son sommeil, il sera peut-être plus enclin à obéir à ces suggestions.

Comme pour les plus jeunes enfants, les espaces de sommeil doivent être sombres, calmes et accueillants. Des lits confortables et une bonne température ambiante sont également indispensables. Il est tout aussi important de respecter un horaire régulier plutôt que d'essayer de compenser la perte de sommeil sur le weekend. Toutes ces solutions aideront les enfants de tous âges à développer des habitudes de sommeil saines. Nous ne pouvons pas vivre sans sommeil, donc il est bon de s'assurer que vos enfants en ont assez.

Les types de troubles du sommeil

L'insomnie

Le trouble du sommeil le plus fréquent chez les jeunes est l'insomnie, caractérisée par les difficultés à s'endormir. Souvent causée par l'hystérie et la dépression, cette pathologie empêche certaines personnes de rester endormies pendant de longues périodes. C'est ce qui cause un sommeil de mauvaise qualité. L'insomnie à court terme peut être due à des troubles nerveux comme une maladie, le stress au travail, au collège ou dans le cercle social ou tout autre événement éreintant qui survient dans la vie d'une personne. D'un autre côté, l'insomnie persistante comprend les troubles du sommeil qui durent minimum de 3 mois.

L'apnée du sommeil

Pendant l'apnée du sommeil, votre respiration s'arrête ou devient vraiment superficielle lorsque vous dormez. Chaque pause dans la respiration dure habituellement 10-20 secondes ou même plus. Les pauses peuvent se produire vingt à trente fois (ou plus) par heure. Dans les épisodes d'apnée, le dormeur se réveille pour respirer à nouveau, interrompant son sommeil, et il peut également souffrir d'un manque temporaire d'oxygène.

Les symptômes de l'apnée du sommeil comprennent :

* Arrêts fréquents du flux respiratoire pendant le sommeil (apnée)

* Halètement ou étouffement pour reprendre sa respiration, causant régulièrement le réveil du dormeur ou du partenaire

* Fort ronflement

* Sensation de manque de repos après une nuit de sommeil et somnolence pendant la journée

Le type d'apnée du sommeil le plus typique est l'apnée obstructive du sommeil. Les facteurs à l'origine de l'apnée du sommeil sont généralement de nature physique, notamment l'excès de poids ou de tissus (parfois en raison de l'obésité ou d'un surpoids), de très grosses amygdales ou de très grosses adénoïdes. Une congestion ou une obstruction des sinus, une forme singulière de la tête, du cou ou de la mâchoire sont également des facteurs.

Le CPAP est un dispositif mécanique porté pendant le sommeil qui fournit une pression d'air continue pour garder les voies respiratoires ouvertes. Ce dispositif mécanique est le traitement le plus recommandé pour l'apnée du sommeil modérée à sévère.

Cela peut prendre un peu de temps pour s'habituer au CPAP, mais il procure un soulagement efficace lorsqu'il est bien utilisé.

Les auto-traitements, comme perdre du poids, surélever la tête du lit ou dormir sur le côté, peuvent aussi être des remèdes efficaces contre l'apnée légère du sommeil. Les appareils dentaires et la chirurgie dentaire sont également des choix de traitement.

Ronflement

Le ronflement, qui est souvent confondu avec l'apnée du sommeil, pourrait être un obstacle majeur à un sommeil de qualité tant pour vous-même que pour votre moitié.

Le ronflement est dû à un rétrécissement des voies respiratoires, soit à cause d'une mauvaise posture de sommeil, soit un excès de poids ou des troubles physiques de la gorge. Un passage d'air étroit entrave la respiration et crée le bruit du ronflement.

Il existe de nombreux auto-traitements et remèdes pour le ronflement. Si vous ronflez légèrement, dormir sur le côté, lever la tête de votre lit ou perdre du poids peuvent stopper les ronflements. Persévérez pour essayer de trouver une solution à votre ronflement, qui vous permettra, à vous et votre moitié, de dormir tranquilles.

Le Syndrome des Jambes Sans Repos (SJSR) et les Mouvements Périodiques des Jambes au cours du Sommeil (MPJS)

Le désir de bouger se manifeste au repos ou en position allongée et est principalement dû à des sensations d'inconfort, de fourmis ou de picotement dans les jambes ou les membres affectés. Le mouvement soulage les sensations, mais seulement pour un temps.

Le trouble des Mouvements Périodiques des Jambes au cours du Sommeil (MPJS) est une pathologie similaire qui concerne les mouvements involontaires et rythmiques des membres, que ce soit pendant le sommeil ou éveillé. Bien que la majorité des personnes atteintes du syndrome des jambes douloureuses souffrent également de MPJS, seules certaines personnes atteintes de MPJS sont également atteintes de SJSR.

Le SJSR peut être héréditaire. D'autres traitements, un nouveau mode de vie et même des compléments nutritifs se sont avérés utiles pour les personnes atteintes de SJSR et de MPJS.

Narcolepsie

La narcolepsie est un trouble neurologique qui provoque une somnolence aiguë et peut même endormir une personne soudainement et sans prévenir.

Les accès de sommeil vécus par les narcoleptiques surviennent même après avoir beaucoup dormi la nuit et rendent la vie quotidienne difficile pour ces personnes. S'endormir pendant des activités comme la marche, la conduite ou le travail peut avoir des conséquences dangereuses.

* Épisodes discontinus et incontrôlables d'accès de sommeil dans la journée

* Somnolence diurne exagérée

* Perte brusque du tonus musculaire lors d'une période d'émotions fortes (cataplexie)

Le traitement nécessite une combinaison de médicaments, de traitements du comportement et d'un accompagnement.

Troubles du sommeil paradoxal

Les troubles du sommeil paradoxal causent des interruptions dans le cerveau pendant le sommeil REM. Pendant le sommeil paradoxal (la partie rêve du sommeil), une zone du tronc cérébral, appelée pons, envoie des signaux au cortex cérébral. C'est la zone du cerveau responsable de la pensée et de l'organisation des informations. Le pons envoie également des signaux aux muscles du corps pendant le REM, provoquant une sorte de brève paralysie.

Chez une personne atteinte de troubles du sommeil paradoxal, ces signaux sont convertis en images qui composent les rêves. Si les signaux sont brouillés, l'individu peut agir physiquement dans ses rêves pendant qu'il dort.

La cataplexie est une faiblesse ou une paralysie des muscles. Chez les patients narcoleptiques, elle peut être causée par l'épuisement ou des émotions intenses et peut s'accompagner d'épisodes brefs et soudains de rire ou de colère.

En cas de cataplexie, les personnes qui se tiennent debout peuvent tomber au sol.

Paralysie du sommeil

La paralysie du sommeil se définit par l'incapacité à bouger les bras, les jambes ou tout le corps survenant lorsqu'une personne s'endort ou se réveille. Elle est généralement d'une durée spécifique temporaire. Les personnes qui subissent une paralysie du sommeil peuvent devenir excessivement inquiètes, et souvent elles ne retrouvent leur mobilité que si elles entendent un bruit fort ou un autre choc.

Décalage horaire

Le décalage horaire est une condition physiologique qui est une conséquence des modifications des rythmes circadiens ; il est considéré comme l'un des troubles du sommeil liés au rythme circadien.

Troubles du rythme circadien du sommeil

Les troubles du sommeil dus au décalage horaire et au travail posté en sont des exemples. Les personnes souffrant de ces troubles ne sont pas capables de se réveiller ni de dormir dans les cycles de sommeil courants, qui sont normalement nécessaires pour vivre dans un cadre de travail classique, ou dans les cadres scolaires et sociaux normaux.

Syndrome de retard de phase du sommeil

Le syndrome de retard de phase du sommeil est un problème du rythme circadien, un trouble prolongé et chronique du rythme de sommeil dû à une période de vigilance trop importante, à la température corporelle, aux rythmes hormonaux et autres rythmes quotidiens face aux normes sociales.

Ce que les femmes doivent savoir sur les troubles du sommeil

Les femmes et les problèmes de sommeil

Il existe suffisamment de recherches pour montrer que les femmes sont plus sujettes aux troubles du sommeil que les hommes. L'une des principales raisons est la régulation hormonale de la femme. Lorsqu'il y a un pic ou une baisse des taux d'hormones, surtout pendant le cycle menstruel, avant ou après la grossesse et au moment de la ménopause, on constate que les femmes signalent plus de problèmes liés au sommeil que les hommes. En effet, les femmes sont 1,4 fois plus susceptibles de souffrir d'insomnies que les hommes. De plus, il arrive que les femmes connaissent des problèmes de sommeil excessif et de somnolence.

Il n'y a pas de critères raciaux affectant les femmes de troubles du sommeil, mais leurs effets secondaires sont nombreux. Il y a un risque accru d'accident vasculaire cérébral et de troubles cardiaques chez les femmes. L'hypertension et l'obésité sont également possibles. Puisque le sommeil contrôle la plupart de nos fonctions corporelles, il y a toutes les chances que le manque de sommeil soit nocif pour notre santé.

La recherche a montré que les femmes plus jeunes ont tendance à mieux dormir que les femmes plus âgées. Dans certains cas, on constate que les femmes en âge de procréer continuent d'avoir des problèmes liés au sommeil. Il y a un certain nombre de facteurs qui influencent les habitudes de sommeil d'une femme. Certains d'entre eux sont les suivants.

Les facteurs qui influencent les habitudes de sommeil chez les femmes

Changements hormonaux - Les changements hormonaux pendant le cycle menstruel provoquent également de l'insomnie ou même de la somnolence diurne. En plus d'avoir des effets directs ou indirects sur le sommeil, ils peuvent aussi affecter l'humeur et les émotions. C'est ce qu'on appelle communément le stress prémenstruel, et près de 80 % des femmes disent en souffrir.

Grossesse - La grossesse peut également affecter les habitudes de sommeil. Habituellement, on remarque qu'au cours du premier trimestre, les femmes ont besoin de plus de sommeil et davantage pendant la journée. Au cours du deuxième trimestre, cela change et les rythmes de sommeil sont plus agréables. La plupart des femmes au troisième trimestre souffrent d'un manque de sommeil dû à l'inconfort, l'acidité, un besoin constant d'uriner, des brûlures d'estomac et des mouvements du fœtus à des heures inhabituelles. Même les douleurs dans le bas du dos ont tendance à empêcher les femmes de dormir. Parfois, il y a une inflammation des voies nasales, ce qui entraîne de l'apnée du sommeil ou des ronflements.

Menstruations et causes liées à la ménopause - La ménopause et le vieillissement des femmes peuvent entraîner des changements physiques et hormonaux, ce qui peut provoquer des troubles du sommeil. On observe une tendance à rester éveillé la nuit et à être agité le jour. Les femmes ménopausées souffrent également de bouffées de chaleur et de sueurs nocturnes, ce qui indique une baisse des taux d'œstrogènes. Le sommeil profond est difficile à atteindre à ce stade là et le fait d'être éveillé la nuit devient constant.

L'insomnie chez les femmes - L'insomnie est le trouble du sommeil le plus souvent signalé chez les femmes, suivi par les variations des rythmes de sommeil, le stress, la somnolence diurne et l'incapacité à se réveiller à l'heure. Le stress psychologique peut aussi être l'un des déclencheurs. C'est particulièrement vrai chez les mères qui travaillent. Elles ont la tendance à ignorer la fatigue et d'autres symptômes de ce genre qui peuvent entraîner des troubles du sommeil à long terme. L'insomnie chez les femmes peut inclure l'incapacité à s'endormir, à dormir profondément ou à se lever trop tôt. Beaucoup ont aussi de la difficulté à se rendormir une fois réveillées.

Les femmes ménopausées ont tendance à souffrir de troubles respiratoires du sommeil. Il en résulte des ronflements forts et un sommeil profond discontinu. La plupart des femmes sont incapables de se rendormir et sont souvent fatiguées pendant la journée. C'est le moment où l'apnée du sommeil s'installe chez les femmes de plus de 50 ans. Les femmes peuvent également souffrir du syndrome des jambes sans repos (SJSR) ou du trouble des Mouvements Périodiques des Jambes au cours du Sommeil (MPJS). Les deux peuvent être très perturbants pour le sommeil profond. Les causes réelles de ces pathologies ne sont pas vraiment connues. Le SJSR a tendance à s'installer juste avant qu'une personne ne s'endorme et se traduit par une tension constante sur les mollets. Cette tension peut être soulagée par le mouvement, ce qui arrive parfois de façon plutôt involontaire. Le MPJS entraîne des mouvements périodiques de la jambe qui ont tendance à réveiller la personne. C'est aussi une cause d'insomnie mais quelques fois il a un effet contraire et provoque un sommeil excessif. Ces deux pathologies sont couramment observées chez les personnes âgées.

La somnolence excessive pendant la journée est connue sous le nom de narcolepsie. Elle se caractérise par des accès de sommeil et ce qu'on appelle la cataplexie. Un accès de sommeil est un besoin incontrôlable de s'endormir alors que la cataplexie se définit comme une perte soudaine de tonus musculaire pendant laquelle l'individu aura un épisode émotionnel non justifié. Une paralysie du sommeil et des hallucinations hypnagogiques se produisent aussi de temps à autre. De nos jours, les femmes ont tendance à assumer de multiples rôles simultanément - professionnel, épouse, mère, soignante, etc. Souvent elles ont moins de temps pour s'occuper d'elles-mêmes et connaissent des niveaux de stress extrêmes, ce qui résulte naturellement en un manque de sommeil. Un travail et un mode de vie irréguliers ont également tendance à entraîner des troubles du sommeil, ce qui est d'autant plus accentué lorsque l'on est confronté à un déséquilibre hormonal.

Beaucoup de femmes trouvent réconfortant de prendre de la caféine ou de la nicotine à l'heure du coucher. Cependant, il s'agit de stimulants qui, souvent, n'aident pas à favoriser un sommeil réparateur. Il en va de même pour les vices comme l'alcool qui peuvent conduire à un sommeil fragmenté et à des cauchemars. On constate souvent que les troubles du sommeil sont fréquents chez les femmes âgées.

Le surpoids peut exposer une femme à des risques de troubles du sommeil. Ci-après vous trouverez les trois troubles propres aux femmes qui sont en surpoids. Dans de nombreux cas, les symptômes ont tendance à se recouper.

Facteurs de risque liés au sommeil en cas de surpoids

Incapacité à s'endormir : C'est souvent le cas chez les jeunes femmes qui souffrent de surpoids, et c'est directement lié à une mauvaise hygiène de vie et à un quotidien hyper-stressant.

Incapacité à rester endormi : Le fait d'être constamment tiré de son sommeil pour diverses raisons survient également chez les personnes en surpoids. D'autres raisons de santé peuvent être l'arthrite chronique, la prise possible d'analgésiques ou le fait d'être dans le dernier trimestre de grossesse.

Somnolence diurne excessive : La plupart des femmes ménopausées souffrent d'une somnolence excessive pendant la journée. Il arrive que les voies nasales soient encombrées, ce qui se traduit par des ronflements bruyants qui sont un obstacle supplémentaire à un bon sommeil.

Lorsqu'il est question de femmes et de problèmes de sommeil, il y a toutes sortes de raisons pour lesquelles elles souffrent. Dans de nombreux cas, c'est l'ordre naturel des choses basées sur les changements hormonaux de la femme. Reconnaître les symptômes et obtenir rapidement l'aide d'un spécialiste peuvent réduire les symptômes.

Problèmes médicaux et trop de sommeil

Lorsqu'il s'agit de dormir, comme pour toute autre chose dans la vie, il a été observé que la modération est la clé d'une bonne santé et d'une longue vie. Dormir très peu provoque des problèmes de santé, mais saviez-vous que dormir trop peut causer les mêmes problèmes médicaux voire pire, comme le diabète et les maladies cardiaques, et que c'est étroitement lié à la prise de poids, à la maladie de Parkinson et à la dépression ? Vous dormez trop ? Les chercheurs soulignent que la quantité de sommeil varie selon l'âge et que les personnes stressées ou malades ont tendance à dormir davantage. D'autres facteurs qui causent le surdormissement concernent ceux qui ont moins accès aux soins de santé et qui peuvent souffrir de maladies mentales et physiques non diagnostiquées telles que les maladies cardiaques et la dépression. Les personnes qui abusent de l'alcool et des drogues ont tendance à trop dormir. Et puis il y a ceux qui adorent dormir ou au moins faire une sieste l'après-midi.

La National Sleep Foundation (Fondation Nationale du Sommeil) recommande aux adultes de dormir de sept à neuf heures par nuit. Certaines recherches ont montré qu'une longue durée de sommeil de neuf heures ou plus est associée à la maladie et à la mort. Quels problèmes médicaux poussent les gens à trop dormir?

L'hypersomnie est un trouble médical qui provoque une somnolence extrême pendant la journée et n'est pas soulagée par les siestes. Les personnes atteintes d'hypersomnie ont besoin de sommeil et peuvent souffrir d'anxiété, de manque d'énergie et de manque de concentration. Ils ne dorment pas seulement à différents moments de la journée, ils dorment aussi pendant de longues périodes au cours de la nuit. Les causes de l'hypersomnie sont les lésions cérébrales, la dépression clinique, l'urémie, l'obésité et la fibromyalgie. Les symptômes sont semblables à ceux d'autres troubles du sommeil comme la narcolepsie, l'apnée du sommeil et le syndrome des jambes sans repos (SJSR). Certaines personnes souffrent d'hypersomnie à la suite d'un abus de drogues ou d'alcool, d'un sevrage de drogues ou d'alcool ou d'un effet secondaire comme après la prise de certains psychotropes contre la dépression, l'anxiété ou les troubles bipolaires.

Le syndrome de Kleine-Levin est la forme la plus reconnue d'hypersomnie chronique, et bien qu'elle soit très rare, ces personnes dorment souvent jusqu'à dix-huit heures par jour et ne se sentent pas reposées au réveil. Les patients atteints du syndrome de Kleine-Levin ne se réveillent que pour aller aux toilettes et manger. Lorsqu'ils sont éveillés, ils ont tendance à être désorientés, léthargiques et indifférents au monde qui les entoure. Beaucoup ne peuvent pas aller à l'école, travailler ou encore prendre soin d'eux-mêmes. La cause de Kleine-Levin est inconnue. Ce syndrome touche davantage les adolescents que les adultes et, dans bien des cas, disparaît aussi mystérieusement qu'il apparaît, souvent lorsque les patients atteignent la vingtaine.

À la suite d'une étude sur près de 9 000 Américains, le diabète non insulinodépendant (diabète de type 2) a été associé par un risque supérieur à 50 % à ceux qui dorment plus de neuf heures et moins de cinq heures par nuit. On ne sait pas pourquoi l'allongement de la durée du sommeil contribue au diabète, même si l'augmentation du temps de sommeil pour compenser le manque est une raison possible. D'autres études sont nécessaires pour déterminer si de plus longues périodes de sommeil aggravent réellement le syndrome métabolique. Ce syndrome regroupe les facteurs à risque comprenant l'hypertension artérielle, l'obésité, et l'insulinorésistance qui, elle, provoque des maladies cardiaques et des accidents vasculaires cérébraux.

L'obésité affecte aussi bien ceux qui dorment très peu que ceux qui dorment neuf à dix heures par nuit. Selon un rapport, 21 % des personnes surveillées sur une période de six ans étaient plus susceptibles d'être en surpoids en dormant trop que celles qui dormaient sept à huit heures par nuit, y compris en tenant compte de l'apport calorique et de l'exercice.

D'un autre côté, près de la moitié de ceux qui dormaient neuf heures ou plus chaque nuit étaient physiquement inactifs durant la journée, ce qui a été associé à d'autres problèmes de santé qui rendaient l'exercice plus difficile.

Les maux de tête, les maux de dos et d'autres maladies mineures font que les gens dorment plus que d'habitude. Mais saviez-vous qu'un sommeil excessif cause des maux de tête ? Lorsque vous dormez trop, votre cerveau produit plus de sérotonine, une hormone qui affecte nos neurotransmetteurs et cause un mal de tête le matin. Trop de temps au lit peut causer de la raideur et des maux de dos. Il est non seulement important pour vous d'avoir le bon matelas pour votre dos, mais vous devez aussi avoir un programme d'activité physique régulier pour maintenir votre poids et ne pas rester allongé plus de sept à huit heures. Plus vous restez longtemps au lit, plus votre dos mettra du temps à s'adapter à votre poids redistribué et à votre raideur en position debout.

Les troubles mentaux sont associés à des rythmes de sommeil irréguliers. La dépression peut s'aggraver lorsque vous dormez trop et il est important de maintenir des habitudes de sommeil régulières pour guérir. Le TAS ou trouble affectif saisonnier est une pathologie qui pousse votre cerveau à produire trop de mélatonine parce qu'il n'y a plus assez d'heures avec la lumière du jour, ce qui amène les gens à dormir plus longtemps et à faire des siestes l'après-midi. Le TAS déclenche des sentiments de découragement, de tristesse, de culpabilité, de désespoir ou d'anxiété. Il se peut que les tâches normales vous frustrent et deviennent difficiles, que vous pleuriez sans raison apparente ou que vous soyez incapable de vous concentrer. L'activité physique, la prise de vitamine D et la luminothérapie peuvent aider les personnes qui souffrent de TAS.

Selon un rapport de The Nurses' Health Study portant sur près de 72 000 femmes, les maladies cardiovasculaires sont 38 % plus susceptibles de survenir chez les femmes qui dorment de 9 à 11 heures par nuit plutôt que chez celles qui dorment 7 à 8 heures. Après dix heures de sommeil, le taux de mortalité par crise cardiaque ou accident vasculaire cérébral chez les femmes de plus de 70 ans a augmenté de 167 %, alors que chez les hommes de 50 à 59 ans, il a augmenté de 286 %. Les chercheurs n'ont pas encore identifié de cause reliant le surdormissement avec les maladies cardiaques étant donné que les résultats ne montrent pas ce qui est apparu en premier – l'artériopathie ou la tendance à dormir plus longtemps que la moyenne.

La maladie de Parkinson est plus probable ou deux fois plus susceptible de se développer chez les personnes qui dorment au moins neuf heures par nuit que chez celles qui dorment six heures ou moins. Une étude réalisée par le National Institute of Health, un organisme gouvernemental américain, a étudié 80 000 infirmières sur 24 ans et a constaté que celles qui dormaient huit heures par nuit étaient plus vulnérables à la maladie de 60%, alors que chez celles qui dormaient sept heures ce chiffre tombe à 10%. Les plus à risque étaient celles qui dormaient au moins neuf heures par nuit, soit 80%.

Ce qu'ils ont trouvé intéressant, c'est que les travailleurs de nuit avaient des taux plus faibles de mélatonine et d'estradiol. Certains scientifiques croient que des taux plus élevés contribuent au développement de la maladie de Parkinson et que le besoin de dormir peut-être un signe précoce de la maladie. D'autres symptômes peuvent être des tremblements, une raideur et un ralentissement graduel du corps. De nouvelles recherches sont nécessaires pour tirer une conclusion définitive sur la façon dont le sommeil est lié à la maladie de Parkinson.

C'est une question de vie ou de mort, car des études nous montrent que les personnes qui dorment neuf heures ou plus ont un taux de mortalité plus élevé que celles qui dorment sept à huit heures par nuit. Si vous pensez que vous dormez trop, consultez votre médecin. Il pourrait vous recommander un autre test pour déterminer pourquoi vous dormez trop, car trop de sommeil peut signifier une pathologie médicale sous-jacente.

Règles de base pour mieux dormir

Des millions de personnes ont du mal à dormir. En effet, on estime que dix pour cent des Américains souffrent d'insomnie à un moment de leur vie, et en conséquence, des millions de somnifères sont consommés chaque nuit. Il y a cependant plusieurs choses que vous pouvez faire qui amélioreront considérablement votre sommeil, et étonnamment, beaucoup de personnes qui souffrent d'insomnie ne les utilisent jamais. Il est bien connu que le sommeil est affecté à la fois par des facteurs physiologiques (corps) et psychologiques (esprit). Tous les deux doivent être abordés si vous voulez améliorer votre sommeil.

Les facteurs corporels sont liés à ce que l'on appelle "l'horloge biologique". En réalité, il existe plusieurs horloges corporelles ; l'une d'elles est directement liée au sommeil. Plusieurs autres sont indirectement liées à la régulation des hormones que votre corps émet la nuit comme la mélatonine, la sérotonine, l'hormone de croissance et le cortisol. Une horloge régule également votre température corporelle tout au long de la nuit. Dans des circonstances idéales, ces horloges sont toutes synchronisées.

Les facteurs psychologiques ou mentaux qui affectent votre sommeil sont votre pensée, vos émotions, votre anxiété, votre stress, etc. Ils sont généralement associés à un esprit hyperactif, et il a été démontré que les personnes souffrant d'insomnie ont un esprit hyperactif. Plus précisément, leur esprit est encombré de pensées anxieuses qui créent des émotions négatives et des tensions qui les empêchent de dormir. Vous devez contrôler à la fois votre horloge biologique et votre pensée si vous voulez passer de bonnes nuits de sommeil. Les cinq règles qui vous aideront à le faire sont les suivantes :

1. Commencez par réajuster votre horloge biologique.

Votre horloge biologique ressemble à une horloge ordinaire qui fonctionne sur une période de 24 heures et, comme les horloges ordinaires, elle peut se dérégler. Qu'est-ce que cela signifie ? Votre horloge biologique s'adapte à votre horaire de sommeil et d'éveil, et en fonction de cet horaire, elle indique à votre corps quand vous préparer pour aller vous coucher et quand vous lever le matin. Tant que vous gardez un horaire régulier, cette horloge fonctionnera efficacement. Mais si vous commencez à veiller tard et à faire des grasses matinées, surtout les weekends, votre horloge biologique ne pourra pas se rajuster correctement. Vous constaterez que vous ne dormez plus aux heures prévues ou que vous vous réveillez avant votre heure habituelle. Bref, votre horloge biologique est déréglée et doit être remise à l'heure.

De plus, votre horloge biologique contrôle votre température corporelle pendant la nuit. Cela permet à votre corps de baisser d'un ou deux degrés jusqu'à environ 4 h 00 du matin, puis de remonter lentement. Environ deux heures plus tard, vous êtes réveillé. Si l'heure du coucher et l'heure du lever sont irrégulières, cette horloge ne sait pas quand vous réveiller. Vous devez donc la reprogrammer en reprenant un horaire régulier.

2. Une fois que votre horloge biologique est redéfinie, vous devez développer suffisamment de pulsions de sommeil, créant à leur tour une " pression " de sommeil qui donne envie de dormir.

Pour créer une pulsion de sommeil il faut créer un "déficit de sommeil". La plupart des gens restent éveillés environ 16 heures sur 24. Cela signifie qu'ils ont un déficit de sommeil de 8 heures lorsqu'ils se couchent. Cependant, si vous avez de la difficulté à dormir, un manque de sommeil de 8 heures peut ne pas suffire à vous endormir rapidement. Votre déficit de sommeil, qui crée votre besoin de sommeil, est augmenté en restant éveillé et actif le plus longtemps possible pendant la journée. Assurez-vous notamment de profiter un maximum de la lumière naturelle (c'est la lumière du soleil qui façonne votre besoin de sommeil). De plus, vous ne devriez pas faire de sieste pendant la journée (en supposant que vous souffrez d'insomnie) et vous ne devriez pas non plus dormir trop longtemps pour compenser le sommeil que vous avez peut-être perdu pendant la nuit. Si vous avez peu dormi (en admettant que vous ne faites pas de grasse matinée), votre besoin de sommeil sera plus important la nuit suivante parce que vous aurez un plus grand déficit de sommeil. Cela créera une "pression" supplémentaire pour que vous dormiez.

3. Veillez à vous "préparer" au sommeil.

Beaucoup de gens sont tendus et ont des pensées anxieuses tout au long de la journée (principalement à cause de la société hypertendue et du rythme rapide dans lequel nous vivons), ils ont donc beaucoup de difficultés à se détendre avant de se coucher. Leur esprit est à "plein régime" toute la journée et ils sont incapables de l'éteindre avant d'aller se coucher. Il est important, cependant, de s'assurer de "lâcher prise" avant d'aller au lit. Il y a habituellement deux types de pensées dans leur esprit : non-émotionnelles et émotionnelles. Les pires sont les pensées émotionnelles, mais les pensées non-émotionnelles (décisions, planification pour le lendemain) peuvent aussi être un problème. Il est important de prévoir une période de "calme" avant d'aller au lit pour vous en débarrasser. Cela signifie que vous devriez passer au moins une demi-heure (ou de préférence, une heure) à vous détendre et à vous préparer à dormir. Ce que vous pouvez faire pendant ce temps :

* Lire

* Regarder la télé (un programme non-violent)

* Prendre un bain chaud

* Méditer

Assurez-vous que votre esprit est "tranquille" avant d'aller au lit. Il faut également veiller à avoir sommeil. Si vous n'avez pas sommeil, attendez un peu.

4. Une fois au lit, n'essayez pas de vous forcer à dormir.

Le but, une fois au lit, est de vous permettre de vous endormir le plus rapidement possible. Si vous êtes éveillé pendant une demi-heure ou plus, ne tombez pas dans le piège d'essayer de vous forcer à dormir. C'est en fait la pire chose que vous puissiez faire. Pensez à l'époque où vous étiez plus jeune et où vous dormiez bien. Est-ce que vous alliez vous coucher pour "essayer de dormir" ? Non, le sommeil vous tombait dessus, généralement sans effort. Alors, n'essayez pas de vous forcer à dormir - laissez-vous aller naturellement. Cela peut sembler plus facile à dire qu'à faire. Mais si votre pulsion de sommeil est bien amorcée et que vous avez un bon déficit de sommeil, vous dormirez sans problème. Si vous êtes encore éveillé après environ une heure, levez-vous, allez dans une autre pièce et lisez ou méditez jusqu'à ce que vous ayez sommeil.

5. Calmez votre esprit

Si vous éprouvez encore des difficultés à vous endormir, vous devrez vous calmer davantage, et il existe différentes méthodes pour cela. La première chose à faire, c'est de libérer complètement votre esprit, le vider. Pensez ensuite à une image agréable : un paysage de montagne que vous avez pu admirer un jour, une journée agréable à la plage ou une réunion de famille. Gardez votre esprit concentré dessus. Détendez-vous et profitez-en jusqu'à ce que vous vous endormiez.

Enfin, ne vous inquiétez pas si vous n'avez pas 7 ou 8 heures de sommeil. Si vous perdez du sommeil, cela vous aidera à accumuler une meilleure pulsion de sommeil pour la nuit suivante. Et ne vous inquiétez pas si vous vous réveillez la nuit. Acceptez-le, détendez-vous, retournez-vous et rendormez-vous.

Une solution pour réduire le stress : Dormir

Si vous avez besoin de vous détendre, ne cherchez plus : votre lit et votre oreiller sont là! Il est impératif d'avoir la bonne dose et le bon type de sommeil pour espérer gérer votre stress !

Un sondage réalisé par la National Sleep Foundation a révélé que le manque de sommeil est un problème pour plus de la moitié de la population active américaine. Leurs données suggèrent qu'au cours du dernier siècle, nous avons réduit la durée moyenne de notre sommeil de 20 %.

Évidemment, la plupart d'entre nous reconnaissent sans doute que si nous ne dormons pas suffisamment pendant une nuit ou deux, nous pourrions ne pas être aussi efficaces le lendemain. On ne veut sûrement pas être à moitié endormi si notre travail exige de la précision, ou si nous conduisons sur de longues distances. Et nous pouvons même remarquer qu'un sommeil suffisant influe sur notre système immunitaire. Quand nous manquons de sommeil, nous sommes plus susceptibles d'être malades. Mais associer le temps optimal de sommeil à diverses maladies et même à notre longévité... eh bien, il y a peut-être matière à réflexion!

En réalité, le manque de sommeil nuit gravement à notre santé globale ! Dans Super Foods Health Style de Steven G. Pratt, l'auteur rapporte qu'un manque de sommeil de seulement 3 ou 4 heures par semaine peut avoir une incidence directe sur ce qui suit :

• Obésité

• Maladie coronarienne

• Hypertension

• Diabètes

• Système immunitaire

• Performance cognitive

• Longévité

Le manque de sommeil est un facteur de stress et lorsque vous ne dormez pas assez, vos glucocorticoïdes augmentent. Ce sont les principaux groupes hormonaux responsables de la réponse au stress dans votre corps. Les groupes d'hormones du stress qui sont libérés pendant la réponse au stress sont appelés glucocorticoïdes. Ils comprennent la noradrénaline, l'adrénaline, et différentes hormones destinées à vous rendre très vigilant.

Si ces taux de glucocorticoïdes augmentent, ils peuvent en réalité inhiber votre capacité à dormir. En d'autres termes, le manque de sommeil libère les hormones qui vous empêcheront de dormir ! La bonne nouvelle, c'est que si vous êtes suffisamment fatigué, vous dormirez quand même, mais malgré tout, la qualité de votre sommeil sera affectée par ces hormones.

Perdez le sommeil - Mourrez jeune !

Vous n'avez pas besoin de manquer de beaucoup de sommeil avant d'en ressentir les répercussions néfastes. Une étude a révélé que le fait de dormir moins de 4 heures par nuit était associé à un taux de mortalité 2,8 fois plus élevé chez les hommes et 1,5 fois plus élevé chez les femmes. L'auteur de cette étude a également constaté que la durée du sommeil était un meilleur indicateur de mortalité que le tabagisme, les maladies cardiaques ou l'hypertension.

Une autre étude a révélé que les personnes qui dormaient six heures ou moins par nuit avaient un taux de mortalité 70 % plus élevé sur une période de neuf ans que celles qui dormaient sept à huit heures par nuit !

Le type de sommeil que nous adoptons est d'ailleurs plus important que la quantité de sommeil. Bien qu'il existe plusieurs stades de sommeil, le plus important est le sommeil paradoxal ou sommeil REM (Mouvements oculaires rapides). Durant cette phase du sommeil, le cortex sensoriel secondaire s'active, constituant le principal centre de traitement cérébral. C'est ici que nous traitons l'information sans avoir de stimulation visuelle ou auditive : c'est ce que l'on appelle – rêver !

Que se passe-t-il vraiment quand je rêve ?

Dans les années 1970, des études approfondies sur le sommeil ont été menées à l'Université de Berkeley en Californie. C'est grâce à ces études et aux études ultérieures qu'ont été découvertes les différentes étapes du sommeil, ce qu'elles font toutes, et ce qui se passe quand on ne les traverse pas !

Pendant le rêve, de nombreuses parties différentes de notre cerveau, y compris le système limbique (la partie émotionnelle de notre cerveau) sont très actives et semblent traiter les émotions de la journée.

La thérapie des mouvements oculaires rapides exploite l'énergie du REM en mettant une personne dans les mêmes modèles d'ondes cérébrales que l'on trouve dans le cerveau pendant le REM afin de pouvoir rapidement et facilement traiter les émotions conscientes et inconscientes ! (Voir la section Gérer ses émotions pour plus d'information.)

On peut dire que lorsque vous manquez de sommeil, vous perdez l'opportunité de vraiment traiter les émotions de votre journée. C'est comme si vous aviez votre propre séance de thérapie chaque soir ! En effet, pendant le stade REM du sommeil, les yeux clignotent rapidement, mais les globes oculaires se déplacent dans diverses directions activant certaines parties du cerveau dans l'ordre suivant :

* Lorsque vos yeux se déplacent à droite ou à gauche, la partie auditive du cerveau s'active- elle traite tout ce que vous avez ENTENDU.

* Vos yeux se déplacent vers la gauche, ce sont les centres de mémoire du cerveau qui s'activent pour traiter les SOUVENIRS.

* Vos yeux regardent vers le haut, ce qui active le cortex visuel et permet de "processer" tout ce que vous avez VU.

* Les yeux se lèvent ensuite vers le haut et à droite, activant la zone du cerveau qui exécute vos HABITUDES.

* Puis les yeux regardent vers le bas, ce qui active les zones limbiques du cerveau - le traitement de toutes les émotions – c'est tout ce que vous avez RESSENTI.

Ce processus est ce que j'appelle un "google du corps" - la recherche de tous les événements stressants qui surchargent votre corps et votre cerveau ! Il se répète pendant une vingtaine de minutes, pendant que vous rêvez. Il semblerait que le corps soit littéralement conçu pour gérer le stress de la journée, surtout quand on voit ce qui se passe ensuite !

A la fin de tous ces clignements et roulements d'yeux, il se passe une chose très étrange. Les yeux se révulsent à l'arrière de la tête, et un vrai "gaz" chargé d'ions négatifs est libéré par les yeux! COMMENT ÇA? Il semblerait qu'après tout ce "googling", le "résidu" de tout ce stress de la journée sorte de votre corps sous forme d'ions chargés négativement ! Cela vous arrive tous les soirs et cela devrait arriver trois fois par nuit -- si vous dormez suffisamment!

Qui aurait cru qu'en dormant, on travaillait vraiment sur ses "problèmes" et qu'on s'occupait de toutes les choses qui nous stressent! Ce qui et inquiétant, c'est que de nombreux somnifères, comme le fameux Ambien, vous empêchent de passer au stade REM du sommeil! Vous passez à côté d'un avantage considérable du sommeil!

Effectivement, dans des études postérieures, on a découvert que des pathologies comme la dépression post-partum peuvent être causées par le fait que la mère se réveille tellement souvent avec le bébé pendant la nuit, qu'elle n'atteint jamais le sommeil paradoxal. On pense qu'il s'agit là d'une cause majeure de dépression ou d'anxiété chez les jeunes mamans.

Les hormones glucocorticoïdes qui sont libérées pendant le stress peuvent non seulement rendre le sommeil difficile, mais aussi interrompre le stade REM du sommeil.

Il est clair que tous les stades du sommeil ont un but précis et que le fait de sauter les stades du sommeil paradoxal, ou de ne pas en avoir assez en ne dormant pas suffisamment, peut avoir des conséquences dangereuses.

De combien de sommeil avons-nous besoin ?

Afin d'atteindre le stade REM trois fois par nuit, et de traverser toutes les étapes du sommeil dont vous avez besoin pour une performance optimale et pour prévenir la réaction du corps face au stress, nous vous suggérons les recommandations suivantes :

• Un enfant de six à douze ans aura besoin de 10h30 à 11h30 de sommeil par nuit.

• Un adolescent aura besoin d'un peu moins de sommeil, probablement 9 à 10 heures par nuit.

• Un adulte devrait dormir 7 à 8 heures par nuit.

D'autre part, il vaut mieux dormir la nuit que le jour. Concrètement, dormir entre 22 h et 6 h du matin serait considéré comme idéal. Cela permet à votre corps de rétablir ses niveaux de mélatonine nécessaires de manière naturelle.

Créer un environnement paisible

L'environnement qui vous entoure influence complètement votre capacité à vous détendre et à vous endormir. Voici quelques suggestions pour créer un environnement paisible, tirées de mon expérience avec le Feng Shui :

• Ne placez pas votre lit directement sous une fenêtre

Essayez d'éviter cet agencement, car l'énergie de l'extérieur se répercute sur vous toute la nuit. Si vous devez dormir sous une fenêtre, mettez un drap lourd sur la fenêtre et gardez-la fermée la nuit.

• Débarrassez-vous des lumières

Même un réveil lumineux peut déclencher votre glande pinéale et vous faire croire qu'il est temps de se réveiller au lieu de s'endormir ! Couvrez toutes les lumières qui ne s'éteignent pas et remarquez à quel point vous pouvez dormir beaucoup mieux et plus longtemps ! Mettez des rideaux aux fenêtres si le soleil se lève trop tôt le matin également.

• N'installez JAMAIS un téléviseur/matériel de bureautique dans votre chambre à coucher

Les CEM (Champs Electromagnétiques) de cet équipement perturberont votre sommeil (sans parler de votre vie amoureuse !). Ce n'est pas parce que vous ne pouvez pas le voir qu'il n'est pas réel, et les CEM sont réels. Parfois c'est inévitable, mais il faut savoir que cela perturbera votre sommeil donc, si vous le pouvez, essayez d'installer le téléviseur et les bureaux ailleurs que dans la chambre à coucher.

• Ne dormez pas directement en face d'un miroir

Croyez-le ou non, vous pouvez en fait voir les yeux fermés, et voir une image de ce qui pourrait sembler être une autre personne non invitée dans la pièce peut susciter de l'anxiété - même lorsque vous dormez ! Incroyable mais vrai !

• Faites votre lit-rangez votre chambre !

Votre mère avait raison ! Se coucher dans un lit propre et frais peut avoir un effet très relaxant sur votre corps. Refaire son lit empêche également les animaux, la poussière et l'énergie indésirables d'entrer dans vos draps. Fermez vos tiroirs, ramassez vos vêtements et vous gagnerez en calme et en tranquillité.

Le somnifère naturel de votre corps

Nous avons parlé de la façon dont les somnifères sur ordonnance inhibent le sommeil paradoxal et peuvent même faire plus de mal que de bien. Alors que pouvez-vous faire si vous n'arrivez pas à dormir ? Rééquilibrez votre corps en vous tournant vers Dame Nature !

La mélatonine est une hormone naturelle produite par la glande pinéale de votre corps. Pendant la journée, la pinéale est inactive, mais quand l'obscurité arrive, la pinéale se déclenche et commence à produire activement de la mélatonine. Afin d'obtenir suffisamment de mélatonine :

1. Dormez toute la nuit dans l'obscurité complète

2. Prenez un complément produisant de la mélatonine

Fermez les yeux la nuit pour éviter le diabète, pour perdre du poids, pour renforcer votre système immunitaire, pour vous sentir mieux et pour vivre plus longtemps !

POINT D'ACTION

• Engagez-vous à aller au lit avant 22h.

• Choisissez une chose de la liste que vous pourriez changer dans votre environnement de sommeil.

• Prenez un somnifère de compléments à base d'acide aminé, ou un complément au magnésium-calcium comme le CALM.

Comment mieux dormir

Voici une liste de ce que je crois être les dix choses les plus importantes que l'on puisse faire pour améliorer son sommeil. Qu'il s'agisse d'une ou deux nuits de sommeil agité ou d'insomnies, ces conseils m'ont beaucoup aidé, moi et d'autres personnes que je connais bien. Par ordre d'importance (le 1. étant le plus important) je vous conseille vivement de suivre ces conseils et votre sommeil s'améliorera :

1) Ne faites pas de siestes dans la journée.

Selon moi, la chose la plus importante que vous puissiez faire pour améliorer le sommeil est de ne JAMAIS faire de sieste ni de dormir dans la journée, peu importe à quel point vous êtes fatigué. Si vous êtes très fatigué, c'est peut-être un vrai combat au début, mais vous serez récompensé et cela deviendra plus facile.

La raison pour laquelle vous ne devriez pas faire de sieste est que si vous avez des difficultés à dormir, il vous faut rapidement reprogrammer votre rythme circadien, et la meilleure façon pour le faire est d'éviter les siestes quotidiennes. Si vous continuez à faire la sieste, cela ne fera que retarder le recalage et prolonger vos problèmes de sommeil. C'est la première partie de la remise à l'heure de votre rythme circadien. Suivez cette étape avant de passer à l'étape 2.

2) Réveillez-vous plus tôt que d'habitude.

La deuxième partie du recalage de votre rythme circadien consiste à mettre votre réveil un peu plus tôt que d'habitude. Même en vous réveillant juste une demi-heure plus tôt, vous ferez une grande différence pour réajuster votre rythme de sommeil. Le minimum recommandé est une demi-heure. Essayez d'avancer d'une heure si vous le pouvez. C'est également une étape très importante pour commencer une nuit de sommeil saine et réparatrice chaque soir.

Cette méthode est efficace car si le corps est habitué à rattraper son retard de sommeil plus tard dans la matinée, il ne se prépare pas correctement au sommeil du soir. C'est difficile à contrôler quand vous allez dormir, mais vous pouvez contrôler l'heure du lever. Lorsque vous changez l'heure de votre réveil, vous pouvez plus facilement modifier l'ensemble de votre cycle de sommeil. Réglez votre réveil une demi-heure à une heure plus tôt.

3) Ne rien faire d'autre au lit que dormir et avoir des rapports sexuels.

Les activités telles que lire, regarder la télévision, jouer à des jeux, parler au téléphone et manger devraient toutes être interdites dans le lit. Dorénavant, votre lit devrait être réservé seulement pour dormir et avoir des rapports. Si vous voulez lire, alors trouvez-vous une chaise confortable, si vous voulez regarder la télé, installez-vous dans le salon (j'ai banni la télé de ma chambre). Cette technique utilise un concept simple de psychologie connu sous le nom de Comportementalisme (en anglais Behaviourism). Vous devez établir des associations entre le lit et le sommeil, et non entre le lit et l'excitation ou la tension provenant d'autres activités. Quoi que vous fassiez au lit, votre subconscient associera cela au fait d'être couché.

Par exemple, si vous regardez des films d'horreur au lit, chaque fois que vous vous couchez, votre subconscient pensera aux films d'horreur et à l'excitation et à la peur qui en découlent. Par conséquent, votre rythme cardiaque augmentera et votre esprit aura des difficultés à se détendre. Ce n'est pas une bonne façon de se préparer à dormir. Certes, c'est un peu exagéré, mais cela montre la puissance du comportementalisme.

4) Masquer l'horloge.

C'est simple, quand on sait qu'on ne peut pas dormir et qu'on se rappelle qu'on ne peut pas dormir, ça devient stressant, surtout si on commence tôt. Alors, pour votre bien, débarrassez-vous de la lumière du réveil qui brille dans le noir, et déplacez votre téléphone ailleurs dans la pièce si vous l'utilisez comme alarme. Débarrassez-vous aussi de l'horloge coucou, c'est vieux jeu et ennuyeux de toute façon!

5) Faites de l'exercice régulièrement.

L'activité physique régulière améliorera de nombreuses fonctions de l'organisme telles que la tension artérielle, la fréquence cardiaque, le développement des os et des muscles, la lutte contre le stress, le soulagement de la tension musculaire, etc. Il est important de bien choisir le type d'exercice et le moment de la journée où vous le faites. Une activité physique dans le courant de l'après-midi semble être la plus bénéfique et cela concorde avec ma propre expérience. Je préfère m'endormir vers minuit, donc faire de l'exercice entre 14 h et 16 h est le plus favorable.

Faire de l'exercice tard le soir n'est pas une bonne idée. J'ai du mal à me détendre après une séance d'entraînement intense. Si vous devez faire de l'exercice le soir en raison de certains engagements, je vous conseille de le faire au moins trois heures avant de vous coucher. Cela devrait vous donner assez de temps pour vous détendre.

6) Si vous ne pouvez pas dormir, levez-vous et faites quelque chose de vraiment ennuyeux.

C'est un conseil que je déteste, parce qu'à chaque fois que je n'arrive pas à faire quelque chose, comme beaucoup de gens je m'efforce encore et encore. Quand il s'agit de dormir, essayer consciemment de se forcer à dormir est contre-productif comme nous le savons tous - souvent par nos propres expériences. Donc, la meilleure chose à faire est de se lever, d'allumer la lumière et de faire quelque chose d'ennuyeux pendant 15 minutes. Cela n'inclue pas de regarder la télévision, vérifier ses courriels, faire de l'exercice, etc. Cela DOIT être ennuyeux, par exemple, vous pouvez réorganiser votre tiroir à chaussettes (sauf si vous aimez réorganiser votre tiroir à chaussettes!) ou compter les pièces de votre tirelire, globalement tout ce que vous trouverez de vraiment ennuyeux.

Cela s'explique également par le comportementalisme de base. Vous ne devez pas récompenser un mauvais comportement. Vous devez le punir, tout comme vous devez récompenser une bonne conduite. Dans ce cas, vous punirez votre subconscient de ne pas dormir en lui donnant quelque chose d'ennuyeux. Cela entraînera votre esprit à comprendre que rester éveillé équivaut à s'ennuyer. Ainsi, votre esprit voudra dormir quand vous serez au lit. L'activité ennuyeuse vous aidera aussi à vous endormir.

7) Ne buvez pas de caféine ou d'alcool après 15 h.

Essayez d'éviter complètement l'alcool et ne l'utilisez pas comme une aide au sommeil. La caféine va évidemment vous tenir éveillé. Si vous buvez beaucoup de caféine, essayez de réduire à cinq tasses par jour ou moins, et n'en buvez pas après 15 h. Je ne recommande pas d'éliminer complètement la caféine, car le thé, en particulier, présente divers avantages pour la santé, y compris l'aide aux fonctions cardiovasculaires qui amélioreront la santé générale et donc le sommeil. En bref, n'abusez pas de la caféine.

La plupart des gens pensent que l'alcool aide à mieux dormir, mais même si l'alcool nous rend somnolents et fatigués, beaucoup de gens ont du mal à trouver un sommeil réparateur et profond, qui constitue la partie la plus importante pour une bonne nuit de sommeil. Avez-vous déjà remarqué qu'après une soirée bien arrosée, vous pouvez dormir plus longtemps que d'habitude, mais vous vous sentez plus fatigué ? J'essaie donc de limiter la quantité d'alcool que je bois. Si vous êtes un grand buveur d'alcool et que vous avez des difficultés à dormir, je vous suggère de réduire votre consommation le plus possible. Vous pourrez en constater les bienfaits.

8) Portez des chaussettes au lit... vraiment.

Récemment, des chercheurs néerlandais ont découvert que porter des chaussettes au lit vous aidera à avoir un sommeil beaucoup plus réparateur. Ils ont découvert que le port de chaussettes augmente la température de vos pieds, ce qui signale aux neurones du cerveau de s'endormir. Ceci est probablement dû au fait de nous sentir plus à l'aise et en sécurité lorsqu'on a les pieds plus chauds. Ça marche parfaitement pour moi en tout cas.

Il faut vous assurer de ne pas avoir trop chaud au lit, alors bien que porter des chaussettes soit une bonne idée, essayez de ne pas porter d'autres vêtements. Je ne porte jamais de haut pour dormir, car j'ai trop chaud, je m'agite et par conséquent je me réveille souvent. Si vous êtes assez courageux, je vous suggère de ne porter que des chaussettes pour dormir. N'oubliez pas de vous habiller quand vous vous levez le matin si vous avez de la compagnie. On ne voudrait pas vous faire passer pour un nudiste!

9) Riez jusqu'à vous endormir.

Le stress est une cause majeure de dépression, et la dépression est bien connue pour causer des troubles majeurs du sommeil chez certaines personnes. En effet, j'ai vu un omnipraticien sur BBC News l'autre matin stipulant que chaque fois qu'un patient vient le voir avec des problèmes de sommeil, la première cause à laquelle il pense est souvent la dépression.

Cela montre l'importance d'avoir un esprit sain. Ainsi, chaque fois que vous êtes stressé, prenez du recul, demandez-vous pourquoi vous êtes stressé, essayez de résoudre le problème avant d'aller au lit, et riez si possible. Chacun sait que le rire est l'un des antidotes les plus puissants contre le stress. Oui, certes, quand on est stressé, c'est souvent difficile de voir le côté drôle, mais il faut essayer. Mettez votre comédie préférée, racontez une blague, ou riez juste pour le plaisir. Certaines études montrent que même un rire qui est faux permet de baisser la tension artérielle. Le simple fait de rire produit beaucoup de bénéfices.

10) N'allez au lit que lorsque vous avez vraiment sommeil.

N'essayez pas de forcer le sommeil si vous n'avez pas vraiment sommeil. Vous ne ferez qu'augmenter votre frustration et votre stress de ne pas pouvoir dormir. Que provoque le stress, ou une dépression, et cause un manque de sommeil ? Un cercle vicieux. Attendez d'avoir sommeil, puis allez-vous coucher.

L'importance d'un sommeil sain

Un sommeil sain est aussi important pour la santé que l'alimentation, l'exercice et la gestion du stress. Beaucoup d'Américains ne font pas l'effort d'avoir un sommeil sain, croyant que le sommeil n'est pas indispensable. Les recherches commencent à nous montrer que ce n'est pas vrai. Nous perdons le sommeil à nos risques et périls.

"Il existe de nombreuses preuves irréfutables appuyant l'argument selon lequel le sommeil est le facteur prédictif le plus important de la durée de vie, peut-être plus important que le tabagisme, l'exercice physique, l'hypertension artérielle ou le taux de cholestérol" (1).

Croyez-le ou non, un sommeil sain...

* Peut augmenter votre capacité à penser avec clarté et à fonctionner à votre plus haut niveau

* Peut augmenter votre performance physique de 30 %

* Améliore votre peau et votre apparence

* Aide à perdre du poids

* Améliore votre mémoire et votre capacité à apprendre

* Diminue votre risque de diabète

* Aide à protéger votre cœur et diminue votre risque de maladie cardiaque

* Améliore votre capacité à combattre les infections

* Réduit votre risque d'accidents (2-4)

Les bienfaits du sommeil :

William Dement, MD (1), pionnier de la recherche sur le sommeil, écrit : " Nous ne sommes en bonne santé que si notre sommeil est sain ".

Intuitivement, nous avons toujours été conscients de l'importance du sommeil. "Il n'y a rien de mieux qu'une bonne nuit de sommeil" est une expression courante qui illustre bien cette idée. Mais pour une raison quelconque, nous n'écoutons pas notre propre sagesse. Enfants, la plupart d'entre nous avions des heures de coucher qui étaient les règles de la maison. Nos parents s'assuraient que nous dormions suffisamment. Ils savaient ce qui était bon pour nous. En vieillissant, la majorité d'entre nous ignorent ou semblent avoir oublié la valeur du sommeil. Nous vivons dans une culture qui valorise l'industrie, le travail et la productivité, et qui désapprouve la léthargie.

Au cours de la dernière année seulement (2008), les médias se sont de plus en plus intéressés au sommeil sain et à l'insomnie. C'est essentiellement le résultat d'un plus grand nombre de recherches des effets néfastes de l'insomnie sur des maladies insoupçonnées comme les maladies cardiaques, le diabète, le cancer, l'obésité et la prise de poids. Les chercheurs suggèrent aujourd'hui que l'insomnie est un facteur de risque majeur pour ces maladies.

Le stress et le surmenage sont une cause majeure de perte de sommeil.

Dans les moments stressants de notre vie, la réaction normale est de nous surpasser pour répondre aux exigences qui nous sont imposées. Les tensions peuvent aller et venir dans les vies de chacun. Mais aujourd'hui, c'est toute notre société qui semble être stressée. Presque personne ne contestera que nous vivons actuellement un stress d'une ampleur historique (vers 2008). L'une des premières victimes du stress est le sommeil sain. Nous, les Américains, sommes plus que jamais aux prises avec l'insomnie. En 2005, un sondage de la National Sleep Foundation a révélé que moins de la moitié de tous les Américains estime avoir un sommeil sain tous les soirs ou un soir sur deux (5).

Le manque de sommeil sain de notre pays se reflète dans l'utilisation de médicaments contre le sommeil. Quarante-neuf millions d'ordonnances de somnifères ont été rédigées en 2006(3). Il s'agit d'une augmentation de 53 % par rapport aux cinq années précédentes. Le principal somnifère est Ambien, qui représentait 60% des prescriptions de sommeil en 2006, soit 2 800 000 000 $ (2,8 milliards de dollars) de ventes. En 2006, les sociétés pharmaceutiques ont dépensé 600 millions de dollars en publicité. L'objectif principal de toute la publicité a été de "déstigmatiser l'utilisation des somnifères » (5). Bien que la principale raison de notre insomnie soit le stress, notre environnement moderne décourage également le sommeil.

La lumière artificielle et les technologies créées par l'homme nous donnent de nombreuses raisons de rester éveillés la nuit. Rappelez-vous que pendant la plus grande partie de l'histoire de l'humanité, l'obscurité de la nuit limitait vraiment la possibilité de rester éveillé jusqu'au petit matin. Nos grands-parents dormaient une heure et demie de plus que nous chaque nuit selon le Dr Christopher Gillin, psychiatre et professeur à l'Université de San Diego (6). Il rapporte qu'un Américain sur trois s'est plaint d'une crise d'insomnie au cours de la dernière année et qu'un Américain sur six considère son insomnie comme grave.

Thomas Edison lui-même, l'inventeur de l'ampoule électrique, croyait que trop dormir était une mauvaise chose. "La personne qui dort huit ou dix heures par nuit n'est jamais complètement endormie et n'est jamais complètement réveillée, elle n'a que différents degrés de somnolence pendant les 24 heures ", a dit Edison. Il estimait que les gens dormaient deux fois plus qu'il n'en fallait. L'excès de sommeil les rendait "malsains et inefficaces » (1). Bien qu'Edison soit connu pour n'avoir souvent dormi que quatre heures par nuit, on rapporte également qu'il faisait souvent des siestes pendant la journée. Son temps de sommeil total semble avoir été de près de 8 heures par jour. Compte tenu de la philosophie personnelle d'Edison, il a ensuite inventé l'ampoule électrique. Aucune invention n'a autant perturbé le cycle du sommeil humain que les lumières électriques.

Notre horloge biologique garde le rythme naturel de sommeil et d'éveil de notre corps. Elle détermine le moment du sommeil sain. L'horloge de notre corps peut être perturbée par la lumière artificielle. Notre corps suit le cycle jour-nuit en enregistrant la lumière à travers les yeux. Ce rythme quotidien est appelé rythme circadien.

Toutes les 24 heures, alors que notre terre tourne sur son axe, nous vivons ce rythme. Nos vies sont calquées sur ce cycle répétitif de 24 heures. L'obscurité de la nuit stimule notre cerveau pour libérer de la mélatonine, l'hormone du sommeil du corps. La mélatonine contribue à induire le sommeil. L'éclairage artificiel diminue la sécrétion de mélatonine et peut interférer avec notre capacité à nous endormir.

C'est l'inconvénient de notre société 24 heures sur 24, 7 jours sur 7. Lorsque nos ancêtres veillaient tard dans la nuit, l'intensité de la lumière n'était pas suffisante pour perturber le rythme circadien de notre corps. L'intensité lumineuse est mesurée en lux. Un lux correspond à la quantité de lumière émise par une bougie. Des chercheurs ont montré que seulement 180 lux peuvent réajuster ou perturber notre horloge biologique. Une ampoule de 100 watts à une distance de 10 pieds émet 190 lux, ce qui est suffisant pour dérégler votre horloge biologique.

Avec l'obscurité, nos yeux enregistrent moins de lumière. Cela indique à notre cerveau de libérer de la mélatonine, l'hormone du sommeil du corps. Les niveaux de mélatonine augmentent la nuit et diminuent le jour, tout cela en réponse à la lumière qui entre dans nos yeux. C'est ainsi que l'humanité a vécu le cycle jour-nuit pendant des milliers d'années. Une lumière éblouissante à minuit indique à votre corps que le soleil brille et, par conséquent, votre cerveau réduit les niveaux de mélatonine. Cette perturbation de la mélatonine peut affecter l'équilibre de notre sommeil. Il a été démontré que la mélatonine présente de nombreux avantages pour la santé. La diminution de son niveau dans le corps peut également avoir un impact sur notre santé, indépendamment de la question du sommeil. Dans notre société moderne, nous sommes exposés 24 heures sur 24, 7 jours sur 7, à beaucoup de stress et d'activités différentes. La combinaison des deux affecte sérieusement notre sommeil. Pour la plupart d'entre nous, notre sommeil n'est plus sain.

Qu'est-ce qu'un sommeil sain ?

Un sommeil sain signifie que vous dormez suffisamment et que vous vivez toutes les étapes du sommeil en quantité suffisante. Combien de temps faut-il dormir pour que ce soit suffisant? Les chercheurs s'entendent pour dire que les adultes ont besoin d'environ huit heures par nuit.

Le Dr William Dement, chercheur sur le sommeil, l'explique ainsi : "En général, les gens ont besoin de dormir une heure toutes les deux heures, ce qui signifie que la plupart ont besoin d'environ huit heures de sommeil par nuit. Bien sûr, certaines personnes ont besoin de plus et d'autres de moins, et quelques personnes semblent avoir besoin de beaucoup plus ou beaucoup moins « (1) Avant de commencer à justifier votre manque de sommeil chronique, considérez cette déclaration percutante du Dr Dement :

"Bien que les besoins en sommeil varient, les personnes qui dorment environ huit heures, en moyenne, ont tendance à vivre plus longtemps" (1) À part le nombre d'heures de sommeil que vous avez eues, comment pouvez-vous savoir si vous dormez suffisamment ? La meilleure façon est de voir à quelle vitesse vous pouvez vous endormir pendant la journée si on vous en donne l'occasion. C'est ainsi que les chercheurs mesurent la privation de sommeil. Le test de latence du sommeil multiple est utilisé par les scientifiques pour évaluer le niveau de privation de sommeil d'une personne.

Les sujets de recherche ont la possibilité de s'allonger confortablement dans une pièce calme et sombre au milieu de la journée. Les ondes cérébrales du volontaire sont surveillées pour voir si et quand il s'endort. Le test ne dure que 20 minutes.

Si le sujet s'endort en moins de 5 minutes, cela implique qu'il souffre d'un grave déficit de sommeil. Les "réactions physiques et mentales de ces sujets sont souvent très affaiblies" (1). S'endormir entre 5 et 10 minutes est considéré comme le seuil "limite" du manque de sommeil. S'endormir entre 10 et 15 minutes indique un besoin de sommeil acceptable. S'endormir en 15 à 20 minutes ou pas du tout suggère que le sujet a un excellent niveau de vigilance.

Une autre façon de voir combien vous manquez de sommeil est de regarder à quel point vous êtes fatigué. Plus vous êtes fatigués, plus vous avez besoin de dormir, n'est-ce pas ? Cette évaluation, appelée l'échelle de somnolence d'Epworth (8), est précise, que vous ayez besoin de plus de huit heures ou de moins. Si vous avez sommeil, c'est que vous ne dormez pas assez.

L'autre partie d'un sommeil sain est d'avoir un cycle de sommeil normal. Cela signifie que vous passez par tous les cycles du sommeil et que vous vivez chacun d'eux pendant une période de temps suffisante. Il y a quatre stades de sommeil et de sommeil paradoxal. Les stades 1 à 4 sont une progression de l'endormissement (stade 1) au sommeil léger (stade 2), puis au sommeil profond (stades 3 et 4). Pendant le sommeil profond, le corps est dans un état de relaxation profonde. La tension musculaire est relâchée, la tension artérielle ralentit et la fréquence cardiaque et la respiration diminuent. Pendant le sommeil profond, le corps sécrète des poussées d'hormone de croissance humaine.

L'hormone de croissance est parfois appelée la fontaine de jouvence hormonale en raison de ses qualités rajeunissantes. Chaque nuit, votre corps se répare et se restaure sous les ordres de l'hormone de croissance humaine. Après un sommeil profond, on entre dans le sommeil paradoxal. Les chercheurs ont découvert que le sommeil paradoxal semble nous aider à nous rappeler ce que nous avons appris la veille.

Références

(1) Dement, William C., Vaughan, Christopher. La promesse du sommeil. Introduction. 0 1999, Dell Publishing, NY, NY, NY. William Dement, M.D. est un pionnier de la recherche sur le sommeil qui a travaillé à promouvoir la sensibilisation à l'épidémie de l'insomnie et à ses effets néfastes.

(2) Susan Brink (octobre 2000). Société de l'insomnie En restant debout la moitié de la nuit, nous pouvons risquer notre santé. U.S. News & World Report, 129(15), 62-72.

(3) Olympiens bien reposés, prêts à aller chercher l'or. (février 2006). USA Today, 134(2729), 15.

(4) Lauren Wiener, Hollace Schmidt. (Mars 2007). Votre nouvelle mission no 1 pour rester en bonne santé : dormir davantage. Shape, 26(7), 98,100-102.

(5) Mooallem, Jon. Le complexe industriel du sommeil. New York Times, 18 novembre 2007.

(6) Extrait des notes publiées d'une entrevue radiophonique de la semaine du 31 mars 1999, Lichenstein Creative Media, The Infinite Mind.

(7) Le dictionnaire gratuit de Farlex.

(8) Extrait de Wikipedia, mot-clé : Échelle de somnolence d'Epworth